MÉMOIRE

SUR L'ÉTABLISSEMENT

DES BAINS DE MER

DE DIEPPE.

MÉMOIRE

SUR L'ÉTABLISSEMENT

DES BAINS DE MER

DE DIEPPE,

ADRESSÉ A MM. LES MEMBRES DU CONSEIL D'ADMINISTRATION DE CET ÉTABLISSEMENT;

PRÉCÉDÉ D'UN AVIS

A MM. les Actionnaires des Bains;

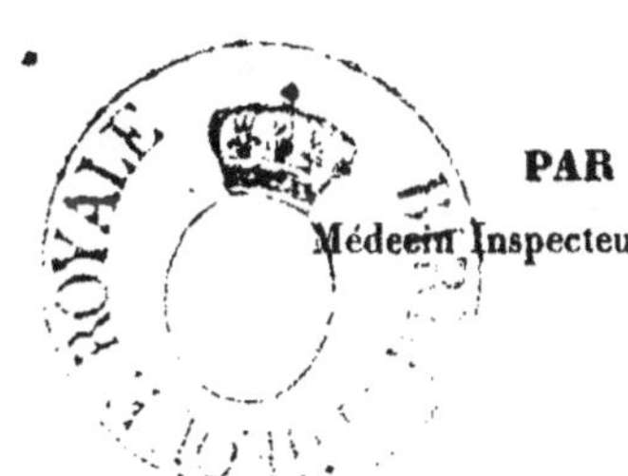

PAR JULES GUÉRIN,

Médecin Inspecteur des Bains de Mer de Dieppe.

PARIS.

AU BUREAU DE LA GAZETTE MÉDICALE DE PARIS,

RUE POISSONNIÈRE, N° 5.

1832.

EVERAT, Imprimeur, rue du Cadran, n° 16.

A MM. LES ACTIONNAIRES

Des Bains de Mer de Dieppe.

Au moment où MM. les actionnaires de l'établissement des bains de Dieppe doivent se réunir en assemblée générale, j'ai l'honneur d'appeler leur attention sur un mémoire que j'ai adressé à MM. les administrateurs de cet établissement. Ce mémoire, que j'ai rédigé immédiatement après la saison des bains, n'était pas destiné à l'impression. Espérant que la discussion et les propositions qu'il renferme seraient jugées assez importantes par MM. les membres du conseil pour qu'ils se chargeassent de les faire connaître à MM. les actionnaires, je m'étais borné à leur présenter des calculs simples et des considérations plutôt indiquées que développées. Mais ayant dû inférer de la réponse de M. le président (1) que mes observa-

---

(1) Voici la lettre de M. le président, et la réponse que j'ai cru devoir y faire.

Dieppe, le 27 novembre 1832.

Monsieur,

MM. les administrateurs des bains de mer de Dieppe se sont occupés de l'examen des propositions que vous leur avez fait l'honneur de leur adresser. Ils les ont examinées avec l'attention qu'elles méritent. Ils sont convaincus que

tions ne seraient pas communiquées à MM. les actionnaires, j'ai cru devoir les placer directement sous leurs yeux, en y ajoutant quelques remarques nouvelles

---

des améliorations dues à l'influence médicale pourraient procurer, sans aucun doute, des bénéfices à l'établissement ; mais ils n'ont pas cru pourtant que l'ensemble de vos propositions fût susceptible d'être accueilli. Ils ont pensé seulement que, si vous vouliez faire profiter nos bains du fruit de votre zèle et de vos lumières, il y aurait lieu de proposer, à l'une de nos assemblées générales, de vous allouer un traitement proportionné aux bénéfices que les bains de Dieppe devraient à vos efforts, en raison de l'augmentation du nombre de baigneurs que l'on obtiendrait par la suite.

Ils ont l'honneur d'être avec une considération distinguée,

Monsieur,

Vos très-humbles et très-obéissans serviteurs,

Le vicomte DAMBRAY, *Président du conseil d'administration des bains.*

RENARD, *Secrétaire.*

A M. Jules Guérin, docteur-médecin, à Paris.

— Réponse à la lettre qui précède.

A MM. les membres du conseil d'administration des bains de mer.

Messieurs,

J'ai reçu la lettre que MM. les président et secrétaire du conseil d'administration m'ont fait l'honneur de m'écrire au nom du conseil, en réponse à mes propositions relatives à l'établissement des bains de Dieppe. Je suis très-reconnaissant des offres que vous voulez bien m'y faire ; mais comme je crois avoir démontré dans mon travail qu'un nouveau système d'administration est aussi indispensable au succès de l'établissement que l'influence d'un médecin zélé et dévoué, je suis convaincu que, quels que soient nos efforts réunis, nous ne pourrions, en suivant les erremens anciens, que maintenir l'établissement des bains dans une voie stérile, et par conséquent sans avenir pour la ville de Dieppe. En conséquence, je me propose d'appeler l'attention de MM. les actionnaires sur mon mémoire et les propositions qu'il renferme. Je désire, Messieurs, que vous ne voyiez dans cette démarche que l'intention d'éclairer complétement cette question, et d'arriver à une détermination que je crois aussi favorable à la prospérité des bains de Dieppe qu'à mes intérêts particuliers.

Agréez, je vous prie, Messieurs, l'assurance de ma considération la plus distinguée,

Jules GUÉRIN.

Paris, le 9 décembre 1832

qui serviront de développement ou de complément aux considérations que renferme mon mémoire.

Le but que je me suis proposé dans mon mémoire a été de prouver :

1° Que la production des bains de Dieppe a toujours été en déficit par rapport aux dépenses et aux charges de l'établissement ;

2° Que le système d'exploitation appliqué à cet établissement est essentiellement vicieux ;

3° Que si on maintient ce système, il conduira infailliblement et prochainement l'établissement de Dieppe à sa ruine totale.

Ces trois conclusions ressortent de l'examen de la production des bains de Dieppe pendant les 10 années qui viennent de s'écouler ; de l'appréciation des circonstances qui ont pu influer sur cette production ; enfin de l'appréciation du mode d'administration auquel l'établissement a été soumis durant cette période.

Ces conclusions sont rigoureuses, et pour les traduire en chiffres contre lesquels aucune contestation ne peut s'élever, voici les résultats numériques auxquels je suis arrivé, d'après le tableau des comptes présentés par l'administration à la fin de 1831.

1° Les charges et dépenses de l'établissement se sont élevées pendant les dix années qui viennent de s'écouler à. . . . . 316,946 fr. 61 c.
les produits à. 105,628 31

d'où il résulte un déficit de. . . 211,318 30
ou année moyenne de. 21,131 83

Je ferai remarquer que ce déficit, calculé d'après les

charges de l'établissement pendant les dix années qui viennent de s'écouler, s'accroîtra nécessairement pour les années qui vont suivre de la somme des intérêts dus aux dernières actions qui ont été prises, c'est-à-dire de 5000 fr. environ par an.

Si les considérations et les calculs qui m'ont conduit à ce résultat sont rigoureux, il faut en conclure évidemment que le système d'exploitation actuelle est à changer, afin de prevenir la ruine de l'établissement qui en est la conséquence inévitable. Or, dans ce but, j'ai cherché à démontrer que le moyen le plus sûr serait la location, et j'ai fait des propositions à cet égard qui se résument en celles-ci.

1° J'offre de payer chaque année 10,000 fr. de location, ce qui porterait le revenu des actions à 2 1/2 pour cent environ;

2° Je m'engage à payer toute espèce de dépense d'entretien, et à satisfaire à toutes les charges de l'établissement.

Comme on le voit, mon mémoire renferme deux parties bien distinctes, dont l'une n'est pas indispensablement liée à l'autre, et qui n'ont aucune dépendance réciproque. Il en résulte que si MM. les actionnaires ne jugeaient pas convenable de souscrire aux propositions que je leur soumets, ils ne pourraient pas néanmoins s'empêcher de reconnaître que le système d'exploitation des bains est à changer, et que la situation actuelle de l'établissement est une ruine imminente. C'est sans doute faute d'avoir considéré ces deux parties de mon travail d'une manière séparée, que MM. les administrateurs n'ont pas cru devoir en faire l'objet d'une délibération en assemblée générale. Cependant, je le répète, quel que soit le sort qu'ils réservent à ma proposition de location, ils ne pourront pas s'empêcher de reconnaître la justesse de mes calculs, c'est-à-dire reconnaître que l'établissement se grève chaque année d'un nouveau déficit, lequel finira par le conduire à une ruine totale. Je prie MM. les actionnaires de bien faire attention à cette distinction; et, comme mon intention est de leur demander la formation d'une commission, qui sera chargée de faire une enquête, 1° sur la situation de l'établissement; 2° sur la question de savoir s'il y a lieu d'accepter ou non mes propositions, je pense qu'il sera toujours de leur intérêt absolu de prendre la première partie de ma proposition en considération; car, ne fissent-ils de prime abord aucun cas de la seconde, qu'ils seraient encore forcés de s'occuper de la première, à moins qu'ils ne voulussent abandonner, de propos délibéré, leur propriété à sa ruine inévitable.

Maintenant que ces deux propositions sont nettement séparées, et que la première ne me paraît pas susceptible d'éprouver d'opposition de la part des actionnaires qui s'occupent de leurs intérêts, je crois devoir examiner la seconde. Cette proposition m'est personnelle, et par cela seul elle pourrait soulever quelques préventions; cependant j'espère les faire disparaître complétement, en démontrant que les actionnaires des bains, et la ville de Dieppe sont également intéressés au succès de mes offres.

L'établissement des bains de Dieppe peut être considéré sous deux points de vue : comme opération financière et objet de spéculation pour les actionnaires, et comme moyen de prospérité pour la ville de Dieppe. Ces deux points de vue ne sont pas d'une égale importance. Le succès de l'établissement, comme affaire de spéculation individuelle, ne touche les actionnaires qu'à un faible degré ; car la plupart étant riches, et le montant de leurs actions ne s'élevant qu'à 500, 1000 ou 5000 francs au plus pour quelques-uns, ils ne considèrent l'entreprise des bains de Dieppe que comme une affaire secondaire ; ajoutez à cela que beaucoup d'entre eux, habitant Dieppe, ont pris des actions des bains, plutôt dans le but d'accroître la prospérité de la ville, que de se créer un moyen de fortune. Il en est bien autrement si l'on considère l'établissement des bains de Dieppe comme un moyen de prospérité pour cette ville. On me permettra d'entrer dans quelques développemens à cet égard.

Des avantages que les bains de mer peuvent procurer à la ville de Dieppe, les uns sont immédiats et très-faciles à comprendre ; et les autres, plus ou moins éloignés, et par conséquent moins susceptibles d'être aperçus. Il est incontestable que la présence d'un grand nombre d'étrangers dans Dieppe est la source de dépenses nombreuses, et surtout de bénéfices insolites pour les diverses industries. Les loyers de maisons, les matériaux de consommation domestique, les produits industriels de toute espèce, font circuler dans Dieppe des capitaux assez nombreux pour que, pendant certaines années de la présence de madame la duchesse de Berry, ou plutôt pendant cinq à six semaines de ces années, la somme des dépenses faites par les étrangers se soit élevée à plus de deux millions. Ce ne sont là encore que des avantages matériels, lesquels seraient bien susceptibles de s'accroître par une prolongation du séjour des baigneurs, prolongation qu'on obtiendrait facilement par l'emploi des moyens que j'ai signalés dans mon mémoire. Je ne m'appesantirai pas davantage sur les ressources immédiates que l'exploitation des bains de mer est susceptible de produire à la ville de Dieppe. Mais que d'avantages plus solides, plus durables et plus importans n'en peuvent-ils pas résulter? Dieppe, devenu le séjour momentané d'un grand nombre de personnes marquantes, et même le séjour habituel de familles étrangères qui, ainsi qu'on l'a déjà vu, viennent s'y fixer entièrement, accroît son activité à l'intérieur et ses relations au dehors. En même temps que la ville peut et doit faire des dépenses proportionnées à ses recettes, et développe par conséquent son industrie locale, elle noue des rapports utiles à toutes les classes de ses habitans avec la capitale : ce sont les négocians qui agrandissent le cercle de leurs associations et de leurs affaires; ce sont les moyens de communication qui deviennent plus faciles; c'est le besoin de rendre ces communications plus rapides; etc. Il suffit d'indiquer la source de ces résultats pour en montrer toutes les conséquences. Aujourd'hui que des projets de chemins de fer se manifestent par toute la France, que Paris et Rouen sentent mutuellement le besoin d'en hâter l'établissement sur leur route, comment, ne pas concevoir la facilité qu'il y aurait à le prolonger jusqu'à Dieppe, si Dieppe avait, d'une part, plus d'importance, et de l'autre plus de relations, pour réunir un nombre suffisant de souscripteurs. Un avantage en amènerait un autre. Une fois Dieppe uni à la capitale par des communications faciles et rapides, c'est alors qu'on réclamerait avec bien plus de droit et de succès, le transport des dépêches anglaises et françaises par Dieppe. Les voyageurs, au lieu de prendre la route de Calais, se rendraient à Londres par le chemin le plus court. Eh bien! ces deux ordres de résultats influant réciproquement les uns sur les autres, je veux dire les bains de Dieppe et les communications plus faciles et plus nombreuses, rendraient à l'établissement et à la ville bien plus d'importance qu'ils n'en ont pu rêver jusqu'ici. Serait-il impossible que Dieppe et Brigton, en regard l'un de l'autre, devinssent rivaux en prospérité, comme ils le sont depuis long-temps pour leurs bains? Certes, il faut moins de merveilleux pour élever Dieppe au niveau de Brigton, qu'il n'en a fallu pour tirer Brigton de ce qu'il était il y a cinquante ans; il ne faudrait pour cela que des chemins de fer, un prince protecteur, et des bains en grande vogue; or, les bains seuls sont la source des deux autres conditions.

Il est donc incontestable que les avantages de localité que peut produire l'établissement des bains sont bien plus importans que ceux que pourraient en retirer les particuliers. Cette comparaison ne nous conduit pas à conclure qu'il faille établir les uns sur la ruine des autres, mais bien à démontrer que dans les mesures nouvelles à prendre, c'est surtout la ville de Dieppe qu'il faut avoir en vue, sans négliger toutefois les intérêts des actionnaires. Voyons maintenant comment les uns et les autres se trouvent favorisés, suivant leur importance respective, dans les propositions que j'ai faites.

Depuis la création de l'établissement des bains, les actions n'ont rapporté que deux pour cent environ ; encore cette moyenne est-elle empruntée aux produits des époques de la plus grande prospérité des bains, car depuis 1828 aucun intérêt n'a été payé, et suivant l'appréciation que j'ai présentée de la situation de l'établissement, la production n'offre plus aucune chance de se relever. Il en résulterait donc que la valeur des actions n'aurait jamais atteint, moyennement parlant, que deux pour cent, durant la période des dix années qui viennent de s'écouler, et qu'aujourd'hui cette valeur est complétement annihilée, ainsi que le démontre le fait seul de la cessation du paiement des intérêts depuis 1828.

Une autre preuve du peu de valeur des actions actuelles des bains se trouve dans le prix auquel on peut se les procurer. Une foule de personnes les ont offertes à 30 et même à 25 pour cent ; je ne crains pas d'être contredit, en affirmant qu'il n'en est aucune qui refusât de les céder à 50 pour cent de perte. Ainsi la production antérieure, et la valeur commerciale des actions des bains de Dieppe, montrent qu'une garantie actuelle de deux et demi pour cent satisferait à tout ce qu'il est permis d'attendre de cette propriété. Mais cette valeur, calculée d'après la production antérieure, sera bien moins fondée si on la considère par rapport à l'avenir de l'établissement, c'est-à-dire à sa production future en suivant le système d'exploitation auquel il a été soumis jusqu'ici. N'ai-je pas démontré par des chiffres que la production des bains de mer n'aboutirait qu'à accroître le déficit qui résulte de l'excédant des charges sur les recettes ? Or ce déficit a commencé par forcer l'établissement à suspendre la répartition de tout dividende depuis 1828. Que sera-ce à l'avenir, lorsqu'avec moins de chances de prospérité, les charges du renouvellement de la propriété se feront de plus en plus sentir? Il ne faut pas oublier que je parle toujours dans l'hypothèse d'un maintien du système d'exploitation actuelle ; car un changement quelconque donne d'autres chances, mais des chances très-peu nombreuses et dont il ne serait pas difficile de prouver la stérilité.

Ainsi en réduisant à deux et demi pour cent les intérêts que j'offre de payer à MM. les actionnaires, je fixe la valeur de leurs actions à un taux qu'elles n'ont jamais atteint que momentanément, et je leur offre des garanties de 50 pour cent en échange d'une situation voisine d'une ruine totale. Outre ces avantages, il en est d'un autre ordre, qui pour être plus éloignés, n'en méritent pas moins de fixer leur attention. Le bail ne durerait que 30 ans. Or à mesure que l'établissement reprendrait de la vogue, les actions qu'il représente acquerraient une valeur en-dehors de celle qu'elles offriraient par leur produit annuel. En effet, celui qui voudrait vendre une action au moment où les bains de mer atteindraient une plus grande prospérité, ne vendrait pas en raison des intérêts seulement, mais encore en raison de l'accroissement en valeur que sa propriété paraîtrait devoir acquérir à la fin du bail. Je me résume sur ce point et je dis, que l'offre d'une rente de 10,000 francs par an rend aux actions des bains de Dieppe une valeur qu'elles tiennent exclusivement de quelques années d'une prospérité passagère, valeur que je leur rends en échange d'une ruine imminente.

Quant aux résultats que ma proposition présente pour la prospérité de Dieppe, ils ne sont pas en raison des réductions apportées à la valeur primitive des actions. Tout doit, au contraire, tourner au profit de la ville. En effet, si comme je crois l'avoir suffisamment démontré dans mon mémoire, le succès le plus brillant que les bains de Dieppe ont obtenu a toujours été incapable de suffire à la prospérité de l'établissement, il faut bien que celui qui en sera chargé trouve le moyen d'accroître encore ce succès. Ce moyen, je l'ai indiqué, et je me plais à l'indiquer de nouveau : il consistera non-seulement à amener à Dieppe autant et même plus de baigneurs qu'il n'en est jamais venu, mais à les y fixer plus long-temps, c'est-à-dire, à étendre la durée de la saison des bains. Les conséquences de cette amélioration pour l'établissement ne seront pas moins favorables à la ville elle-même. On conçoit aisément que si les étrangers qui ne restaient habituellement que six semaines dans Dieppe, y doublent la durée de leur séjour, ils doubleront en même temps les avantages que la ville retire de leur présence; en sorte qu'ici la prospérité de Dieppe suivrait la même progression que celle de l'établissement, et toutes deux seraient réciproques. Je n'ai pas besoin d'ajouter que les actionnaires qui habitent Dieppe ou qui y ont des intérêts de famille, retrouveraient dans cet accroissement du bien-être général une compensation plus que suffisante à l'abandon qu'ils auraient fait d'une partie du produit de leurs actions; c'est ainsi qu'ils resteraient liés en quelque sorte à la prospérité de l'établissement.

Les considérations qui précèdent démontrent jusqu'à l'évidence, je l'espère, que la nature de mes propositions et le chiffre auquel elles s'élèvent répondent à tout ce qu'il est possible d'espérer pour la prospérité de Dieppe, et à tout ce qu'il est permis d'attendre de productif des actions des bains de mer, considérées comme pur moyen de spéculation.

Je ne finirai pas sans répondre quelques mots à l'offre obligeante que MM. les administrateurs ont bien voulu me faire dans leur lettre (voyez page 2), offre qui pourrait m'être reproduite par MM. les actionnaires. MM. les administrateurs, consentant à reconnaître que des améliorations dues à l'influence médicale seraient susceptibles de procurer des bénéfices à l'établissement, m'ont proposé de me faire allouer un traitement proportionné à ces bénéfices. Mais comme je ne crois pas que toute la force de production réside dans le dévouement et le zèle du médecin de l'établissement, et comme je ne pense pas davantage que ces moyens soient capables de suppléer à une administration active et industrielle, je suis forcé de m'en tenir rigoureusement à mes propositions, et de déclarer que j'ai pris la résolution de refuser toutes celles qui tendraient à m'associer au système d'exploitation qu'on a maintenu jusqu'ici. Je désire qu'on ne voie dans cette déclaration rien qui puisse faire soupçonner le moindre éloignement pour les personnes qui composent le conseil d'administration actuelle, c'est uniquement la nature de l'administration que je juge incompatible avec le succès de l'établissement; le système que je blâme, et non les personnes qui l'appliquent. Je crois d'ailleurs avoir mis cette proposition hors de doute, et si je la rappelle ici, c'est moins pour la soumettre à une démonstration nouvelle, que pour prévenir toute interprétation que je me plais à déclarer loin de ma pensée.

Je conclus en demandant à MM. les actionnaires qui doivent se réunir le 29 de ce mois en assemblée générale,

De nommer une commission qui sera chargée:

1° De faire une enquête sur la situation de l'établissement des bains de Dieppe;

2° De faire un rapport sur le mémoire que j'ai eu l'honneur d'adresser à MM. les membres du conseil d'administration des bains;

3° De statuer sur les propositions que j'ai placées à la fin de mon mémoire.

Lorsque la commission, que je suppose devoir être

désignée par MM. les actionnaires réunis sera nommée, je m'empresserai de mettre à sa disposition, et de lui fournir tous les renseignemens et toutes les explications qui seront nécessaires à la rédaction de son rapport.

JULES GUÉRIN,

Médecin inspecteur des bains de mer de Dieppe.

Paris, le 18 décembre 1831.

MÉMOIRE

SUR L'ÉTABLISSEMENT

DES BAINS DE MER

DE DIEPPE,

ADRESSÉ A MM. LES MEMBRES DU CONSEIL D'ADMINISTRATION DE CET ÉTABLISSEMENT.

MESSIEURS,

Dès mon arrivée à Dieppe, je m'étais proposé de vous soumettre quelques observations sur l'établissement des bains de mer. Quoique mes remarques dussent porter principalement sur des questions d'administration générale, j'ai cru néanmoins devoir différer de vous les présenter jusqu'à la fin de cette saison, afin de puiser de nouvelles lumières dans une expérience plus récente, et aussi pour me mettre à l'abri de tout reproche de précipitation Le temps a ajouté à mes convictions sur certains points; il en a détruit d'autres, et c'est après avoir calculé toute la conséquence de celles que j'ai définitivement adoptées que je viens vous les communiquer. Mais avant d'entrer en matière, j'éprouve le besoin de réclamer toute l'impartialité de votre jugement; car la question dont il s'agit est moins une question de personne que d'intérêt général; et si vous ne l'envisagiez pas d'abord sous ce point de vue, vous pourriez rejeter sans examen des observations et des propositions qui, écoutées avec bienveillance, vous paraîtront peut-être aussi profitables à l'établissement que vous administrez qu'à mes intérêts particuliers.

Le but que je me propose principalement dans ce travail, c'est de rechercher quel a été jusqu'ici le degré de prospérité de l'établissement des bains de Dieppe, et quel degré de prospérité il est encore susceptible d'atteindre. Pour résoudre complétement cette question, à laquelle viennent aboutir une foule de questions secondaires, je crois devoir examiner successivement

1° Quelle a été la production de l'établissement depuis sa fondation jusqu'à la fin de 1831;

2° Quelle est sa production actuelle;

3° Que peut-il produire.

En effet, la production étant considérée comme un résultat, et comme le principal caractère de la prospérité, sinon comme son caractère absolu, elle est inséparable des causes ou des moyens qui l'ont effectuée. Or, ces causes sont, d'une part, la valeur propre de l'établissement considéré en lui-même, et de l'autre, sa valeur éventuelle considérée par rapport aux événemens extérieurs, enfin ses moyens d'exploitation. Ainsi, en traitant successivement de la production passée, de la production actuelle, et de la production possible, j'aurai occasion de discuter toutes les questions qui s'y rattachent, d'étudier les influences dont elles dépendent, et j'atteindrai ainsi le but que je me suis proposé.

§ I.

De la production passée de l'établissement des bains de Dieppe.

Depuis l'année 1822, époque de sa fondation, jusqu'à la fin de 1831, l'établissement des bains de mer présente une période de dix ans, pendant laquelle ses produits ont subi de grandes variations. Il est assez difficile au premier abord de faire la part exacte des différentes influences qui ont amené ces résultats.

Nous allons cependant essayer de les déterminer.

Les produits de l'établissement, avons-nous dit, sont relatifs à sa valeur propre, à sa valeur éventuelle, et à ses moyens d'exploitation. Je vais considérer successivement ces trois ordres de causes productives pendant la période des dix dernières années.

La valeur propre de l'établissement des bains de mer, considéré en lui-même et indépendamment de tout ce qui peut accroître sa prospérité en dehors de ses moyens naturels, c'est sa valeur hygiénique et médicale. Le but primitif de cet établissement a été en effet, et il est encore aujourd'hui, de fournir à l'hygiène et à la médecine un moyen nouveau et puissant de prévenir et de combattre certaines maladies. Sans nier qu'on puisse le considérer en outre comme un centre de plaisirs et de distractions, ce à quoi nous aurons égard en temps opportun, il est incontestable que les bains de mer sont principalement établis comme ressource hygiénique et médicale. Or voyons si, considéré uniquement sous ce point de vue, il a prospéré pendant les dix années qui viennent de s'écouler.

De 1822 à 1831, les produits des bains de mer ont éprouvé des alternatives de hausse et de baisse également sensibles aux bains froids et aux bains chauds. Je dois dire d'abord que je considère les recettes brutes des bains froids et des bains chauds comme le thermomètre le plus exact de leur réputation; car c'est à ces deux termes exclusivement qu'il faut mesurer la confiance du public et des médecins dans les bains de mer. Or, que prouve ce premier fait? Évidemment que la valeur propre des bains de mer, considération à part des circonstances extérieures, n'a pas augmenté d'une manière progressive; car suivant le relevé des produits, il résulte que les recettes ont été en augmentant de 1822 à 1826, et qu'à partir de cette année elles ont diminué dans les proportions suivantes :

1826.	36,281,20.
1827.	34,462,55.
1828.	30,328,65.
1829.	32,488,35.
1830.	23,271,75.
1831.	27,551,15.

Mais les circonstances extérieures, éventuelles ou administratives, ne pourraient-elles pas expliquer cette révolution décroissante dans les produits des bains? Car si les moyens extérieurs ont changé, la valeur propre des bains de mer a pu rester stationnaire, et même s'accroître pendant que des forces étrangères paralysaient les bons effets de leur réputation. Or il suffit, pour anéantir cette supposition, d'examiner de près quelles ont été les circonstances extérieures qui ont pu influer sur les produits des bains de 1822 à 1831.

De 1822 à 1826 tout a concouru à la prospérité de l'établissement, et les résultats témoignent en effet d'influences les plus favorables. Ainsi la création d'un établissement nouveau qui permettait à l'expérience de s'exercer plus en grand et plus commodément; ainsi les soins d'une administration régulière et éclairée; ainsi la protection d'une puissante princesse : voilà qui n'a pu que contribuer à la réputation propre des bains de Dieppe, en favorisant l'application sur une plus grande échelle des ressources médicales qu'il présente. Ce point n'est point contestable, et les produits croissans de 1822 à 1826 l'attestent suffisamment. Mais à partir de cette époque les influences que nous venons de signaler ont-elles cessé, ou ont-elles été remplacées par des influences capables d'en neutraliser les bons effets? C'est ce qui a eu lieu pendant certaines années, mais non pendant toutes celles où la décroissance dans les produits s'était déjà fait sentir. Ainsi, à partir de 1826, les recettes des bains froids et des bains chauds ont diminué d'une manière sensible en 1827, 1828 et 1829, bien qu'aucune des circonstances nuisibles qui ont eu lieu depuis ne se fût encore présentée. L'établissement était toujours le même; il offrait les mêmes ressources, il était dirigé par la même administration; en 1827 et 1829, la présence de Madame la duchesse de Berri avait dû exercer la même influence, et cependant les produits ont diminué. Je fais abstraction jusqu'ici de la révolution de 1830, pour prouver directement que, les influences extérieures étant restées les mêmes, les produits ont diminué; ce qui démontre que la cause première de production, la valeur propre de l'établissement, avait perdu de sa force. J'ajouterai que, pendant l'année 1828, Madame la duchesse de Berri n'étant pas venue à Dieppe, et la révolution de juillet n'existant plus en 1831, ces deux années offrent néanmoins une différence fort remarquable dans leurs produits.

En 1828 les bains avaient
produit. . . . . 30,328, fr. 65 c.
Et en 1831. . . . . 27,551, fr. 25 c.

Cette première différence achève de démontrer en fait ce que j'ai dit de la diminution dans la valeur propre de l'établissement : c'est-à-dire que les circonstances extérieures prises pour ce qu'elles valent, la réputation médicale des bains de Dieppe a été en décroissant de 1826 à 1831. Cette conclusion, qui découle rigoureusement des chiffres, ressort également de l'examen des moyens employés comme auxiliaires de l'expérience. Or qu'a-t-on fait pour appeler l'attention des médecins et du public sur l'efficacité des bains de Dieppe ? Rien ou presque rien. Je dis bains de Dieppe à dessein; car on ne peut nier que l'usage des bains de mer ne soit plus répandu aujourd'hui en France qu'il y a six ans; mais il faut remarquer qu'il ne s'agit pas des bains de mer en général, mais des bains de Dieppe. Si l'expérience a prononcé, et prononce encore tous les jours en faveur de cet agent médical, ce n'est pas l'établissement spécial de Dieppe qui en recueille les fruits, mais divers autres établissemens qui se forment partout sur les côtes de la Méditerranée et de l'Océan lui-même. La raison en est toute simple : en même temps qu'aucune publication médicale n'attirait l'attention des médecins sur l'établissement de Dieppe en particulier, divers médecins faisaient connaître ceux qu'ils avaient sur leurs côtes, et partagaient ainsi la clientèle qui fût venue à Dieppe, si, par des efforts médicaux convenables, on eût secondé les circonstances éventuelles qui favorisaient l'établissement de cette ville à un si haut degré. Vous comprendrez mieux ce qu'on a négligé de faire dans ce but quand j'aurai indiqué ce qu'il est possible de faire encore. Il est donc incontestable que la valeur propre, ou médicale, des bains de Dieppe est en décroissance depuis 1826, et que cette décroissance est due premièrement à l'absence de toute publication pour faire connaître le bienfait de l'eau de mer convenablement employée, et peut-être aussi à l'absence de moyens directs que j'aurai occasion de préciser plus bas.

La valeur éventuelle de l'établissement des bains de mer est, comme dans tous les établissemens du même genre, le résultat de quelques circonstances passagères, sans la présence desquelles le bien et le mal qu'elles ont produit cessent pour ramener les choses au point où elles les avaient prises. Ces circonstances, qui sont naturellement de deux sortes, favorables ou contraires, ont existé tour à tour pour les bains de Dieppe pendant les dix années qui viennent de s'écouler. On a vu d'une part la protection de Madame la duchesse de Berri, de l'autre, la révolution de 1830, des saisons pluvieuses, et plus tard le choléra-morbus. Le point intéressant à examiner, c'est de savoir ce qu'ont produit pendant dix ans ces diverses circonstances évaluées dans tous leurs rapports.

Il est incontestable que la présence de Madame la duchesse de Berri a exercé la plus heureuse influence sur l'établissement de Dieppe. Elle en avait fait pour ainsi dire tout le succès; mais c'était un succès de mode, succès passager comme la cause qui la produisait; car la valeur foncière de l'établissement, loin de s'accroître, était au contraire en décadence. Dieppe était alors plutôt le séjour des plaisirs et des courtisans que le refuge des valétudinaires. C'était donc comme centre de plaisirs et de distractions que les bains de Dieppe avaient réussi, et on peut affirmer que, sous ce point de vue, il lui était impossible d'aller plus loin. Cela est si vrai que déjà les produits des dernières années attestaient, par leur baisse, un peu de relâchement dans l'engouement du public. Du reste ce que nous avons besoin de constater pour le moment, parce que nous nous en servirons plus tard, c'est que le succès qu'avaient obtenu les bains de Dieppe sous le patronage de Madame la duchesse de Berri était incontestablement tout ce qu'il pouvait être comme affaire de mode et de plaisir; et que si cet élément devait suffire à sa véritable prospérité, elle ne pourra jamais aller plus loin qu'elle n'a été. Il n'est pas besoin de preuves à cet égard: les chiffres, comme les souvenirs de chacun, l'attestent. Mais qu'a produit en réalité ce succès de mode? c'est ce que nous examinerons tout à l'heure.

Les circonstances contraires, ou qui ont eu pour résultat de diminuer la valeur éventuelle de l'établissement des bains de Dieppe, sont, d'abord l'absence des circonstances favorables, c'est-à-dire l'absence de Madame la duchesse de Berri, et de l'autre, l'influence directe des mauvaises saisons et de la révolution de 1830. Or, dans la période des dix années qui viennent de s'écouler, Madame n'est venue à Dieppe que pendant cinq ans; restent cinq années sans son patronage, dont une ou deux ont été pluvieuses, et une l'époque d'une commotion politique qui n'a guère plus permis de chercher la santé que le plaisir aux bains de Dieppe. Ces années sont marquées par une diminution fort sensible dans les produits de toute espèce.

La première conséquence qui découle de ces faits

considérés d'une manière générale, c'est que, dans une période de dix années, l'établissement a éprouvé à peu près toutes les influences capables de modifier sa valeur éventuelle. Mais une conséquence beaucoup plus importante à noter, c'est qu'en définitive toutes ces influences se sont en quelque sorte neutralisées. Cela est si vrai que, de quelque manière que nous considérions les produits de l'établissement, soit dans les produits des bains seulement, soit dans tous les produits réunis, on trouve que la moyenne de ces produits, pendant la période des dix années, égale à peu près les produits d'une année où toutes les influences favorables et contraires n'existaient pas, au moins d'une manière directe.

En effet, la moyenne du produit des bains, de 1822 à 1831, est de . . . . 29,312 fr. 66 c.

Et le produit des bains, pendant l'année 1828 où Madame n'est pas venue à Dieppe et où il n'y a pas eu de révolution, est de 30,328 65

Et d'autre part, la moyenne des produits généraux pendant la même période est de 40,302 77

Et les produits généraux, pendant l'année 1828, de 43,155 45

Ce qui prouve qu'en définitive, toutes les influences favorables ou contraires se sont à peu près balancées ; résultat qui sera presque mathématique si l'on considère que l'excédant des recettes générales de 1828 sur la moyenne des dix années est le résultat de l'influence récente de la présence de Madame de Berri, qui était venue à Dieppe l'année précédente, et qui devait y revenir en 1829. En effet, si, pour arriver aux termes les plus rigoureux possible, l'on prend la moyenne des années 1828 et 1831, deux années où il n'y a eu ni influence de Madame ni révolution, mais dont les résultats ont dû se ressentir des influences propres aux années 1827 et 1830, on a pour moyenne des produits des bains, ... 31,006 fr. 85 c.

Et pour moyenne des produits généraux 40,302 91 1/2

Or, les moyennes de ces deux espèces de produits, pendant les dix années, sont, avons-nous dit,
de (produits des bains). 29,312 66
et de (produits généraux). . . . 40,302 77

D'où l'on peut rigoureusement conclure qu'à la fin de 1831, les événemens favorables et contraires qui avaient pu influer sur les produits de l'établissement pendant la période des dix années s'étaient presque complétement balancés; en d'autres termes, que la valeur éventuelle de l'établissement, considérée comme cause de production, était, à la fin de 1831, en résultat et en principe, comme si elle n'avait éprouvé aucune révolution.

Pour compléter l'évaluation des causes de production pendant la même période, il me resterait à examiner les moyens d'exploitation qu'on a mis en usage. Ces moyens étant restés les mêmes pendant toute cette période, il est raisonnable de penser que leur influence est aussi restée la même. Ce qu'on peut dire de plus probable, c'est qu'elle a dù plutôt être progressivement favorable que défavorable : car ayant acquis chaque année plus d'expérience, l'administration a dù exercer une influence de plus en plus salutaire, eu égard à celle qu'elle exerça d'abord, soit par des économies mieux entendues, soit par des moyens d'exploitation mieux dirigés. D'ailleurs cette question ne pourrait être complétement résolue que par l'examen détaillé des dépenses, où l'on verrait et les moyens que l'administration a mis en œuvre, et ceux qu'elle a cru devoir négliger. Or cette question peut être écartée sans nuire à la clarté et à la justesse des conclusions où je veux arriver.

Il résulte de ce qui précède que des trois causes de production, la valeur propre de l'établissement, sa valeur éventuelle et ses moyens d'exploitation, la première était en décadence à la fin de l'année dernière, et que les deux autres pouvaient être considérées comme au point de départ, c'est-à-dire n'avoir rien ajouté ni enlevé à la force productrice de l'établissement.

Voyons maintenant quels ont été les produits réels: car eux seuls feront connaître d'une manière définitive quelle a été la production véritable des bains de Dieppe pendant les dix années qui viennent de s'écouler, et serviront de contre-épreuve à ce que nous avons avancé des causes productrices durant la même période. Cette dernière appréciation doit se composer de deux termes, 1° de l'évaluation des produits annuels, balance faite des recettes et dépenses ordinaires; 2° de l'évaluation des produits définitifs, balance faite des produits annuels et des charges de fondation. Établissons ce double calcul pour chacune des époques que nous avons déjà désignées, c'est-à-dire pendant la présence de Madame de Berri à Dieppe, en son absence, et année moyenne.

Pendant les cinq années de la présence de Madame, les produits annuels se sont élevés à . . . . 60,286 fr. 10 c.
ou année moyenne à . . . . . . 12,457 fr. 22 c.

Pendant les cinq années où Madame n'est pas venue à Dieppe, à 43,342 fr. 21 c.
ou année moyenne à. . . . . . . 8,668 fr. 44 c.

Enfin de 1822 à 1831, en six ans, à. . . . . 105,628 fr. 31 c.
ou année moyenne à . . . . 10,562 fr. 83 c.

Les charges de fondation ont été, aux époques correspondantes,

Pendant les cinq années de la présence de Madame de Berri, de 80,991 fr. 03 cent., ou année moyenne de 16,198 fr. 20 c.;

Pendant les cinq années où Madame n'est pas venue à Dieppe, de 63,826 f. 16 c., ou année moyenne de 12,765 fr. 23 c.;

Enfin pendant la période des dix années, de 144,817 fr. 19 c., ou année moyenne de 14,481 fr. 71 c.

Il résulte de ce premier calcul que la production

aux trois époques ci-indiquées a été, année commune, en déficit :

1° Pendant les années où Madame est venue à Dieppe, de 3,740 fr. 98 cent. ;

2° Pendant les cinq années où Madame n'est pas venue à Dieppe, de 4,096 fr. 79 c.
et pendant la période des dix années, de. . . . . 3,928, fr. 88 c.

Mais les charges de l'établissement ne se composent pas seulement des intérêts à servir aux actionnaires ; il faut y faire entrer deux autres termes sans lesquels on n'aurait qu'une évaluation incomplète de la production ; ces termes sont :

1° L'évaluation des dépenses de fondation par rapport aux recettes du même genre ;

2° L'évaluation des produits définitifs par rapport au dépérissement de la propriété.

Relativement au premier terme nous trouvons qu'il y a eu en dépense de fondation. . | 469,995 fr. 59 c.
En recettes. 391,865 27

Ce qui forme un second déficit de. 78,130 32

Je n'ai pas cru devoir faire entrer dans les recettes de fondation ni les 8,000 fr. de cautionnement de M. le trésorier, parce qu'ils n'appartiennent pas à la société, ni les 36,714 fr. 15 c. de subventions accordées par la ville et les départemens. Les sommes qui ne proviennent pas de l'établissement ne peuvent être considérées comme ses produits naturels. La production passée devant servir de base à l'évaluation de la production future, nous ne devons y comprendre que les produits naturels de l'établissement.

Enfin, quant au dépérissement de la propriété, il est assez difficile d'en établir une évaluation rigoureuse. Toutefois il est important de la prendre en considération ; car ce serait avoir une idée tout-à-fait fausse de la production que de ne pas connaître l'état du producteur après l'évaluation des produits. Ici les chiffres manquent ; tout ce qu'il est possible de faire, c'est d'établir un calcul approximatif sur les probabilités. Or combien peuvent durer les constructions et le mobilier de l'établissement des bains ? Car il ne faut pas compter sur les réparations annuelles qui éloignent seulement le terme de la réparation totale, mais ne l'effectuent pas. Je suppose que les constructions en bois, les constructions en maçonnerie et le mobilier durent, l'un dans l'autre, cinquante ans, c'est-à-dire dont le renouvellement partiel après cinquante ans équivale au renouvellement total de la propriété, on aura à reproduire dans la même période 469,995 fr. 95 c., ou année commune 9,399 fr. 91 c. Je ne crois pas être allé au-delà des probabilités les plus admissibles.

D'où il résulte, en rapprochant les trois termes qui composent la production absolue de l'établissement de Dieppe :

1° Que les recettes ont été pendant la période des dix dernières années de . . . . 105,628 fr. 31 c.

2° Que les dépenses composées des

A, intérêts des actions. . . . . 144,817 f. 19 c.

B, déficit sur les recettes de fondat.	78,130	32	
C, dépérissement de la propriété.	93,999	10	
Se sont élevées à	316,946 f.	61 c.	316,946 fr. 61 c.
Autrement à.			211,318 fr. 30 c.
de déficit, ou année moyenne à. .			21,131 fr. 83 c.

Ce résultat étonnera au premier abord; mais il n'est que trop réel; car il serait aussi peu logique de considérer la production de l'établissement de Dieppe à part du dépérissement de la propriété, et d'y faire entrer des ressources qu'il n'a pas produites, qu'à un négociant de compter le produit de ses marchandises sans avoir égard à l'épuisement de son fonds, et de confondre avec les produits de son commerce les produits d'un héritage quelconque. Or c'est ce qui aurait lieu pour l'établissement de Dieppe si on considérait sa production sans avoir égard au dépérissement de la propriété, et si l'on comptait au nombre de ses produits naturels les subventions accordées par la ville et le département.

Je suppose même qu'on veuille s'en tenir aux résultats tels qu'ils ont été reconnus à la fin de l'année 1831, c'est-à-dire qu'on fasse figurer parmi les produits de fondation de l'établissement les subventions qui lui ont été accordées par la ville et le département, on aura toujours :

1° Intérêts non payés.	74,434 fr.	87 c.
2° Cautionnement du trimestre.	8,000	
3° Dépérissement de la propriété.	93,999	10
Total pendant les 10 années. .	176,433	97
Dont il faut soustraire. . . .	3,429	82
restant en caisse ou à recevoir; d'où il résulte en définitive un déficit total de.	173,004	15
ou année moyenne de	17,300	41

Les conclusions de ce chapitre sont donc:

1° Que la production de l'établissement des bains de Dieppe, considérée dans ses forces productives, était en décroissance à la fin de l'année dernière, par rapport à ce qu'il avait été précédemment.

2° Que la production, considérée dans ses résultats depuis sa fondation jusqu'à la fin de 1831, à quelque époque qu'on l'examine, a toujours été en déficit.

3° Que ce déficit s'est élevé à 211,318 fr. 30 c., ou, année moyenne, à 21,131 fr. 83 c.

CHAPITRE II.

De la production actuelle de l'établissement des bains de Dieppe.

Il n'est pas possible encore de déterminer en fait ce que produira l'établissement des bains de mer cette année. Cependant, si les chiffres manquent, il est facile d'arriver à un résultat approximatif par l'appréciation de l'état des producteurs pendant cette année. Cette appréciation nous conduira à déterminer la véritable situation de l'établissement, et les ressources qu'il présente pour l'avenir.

Pour déterminer l'état actuel des producteurs de l'établissement, sa valeur propre, sa valeur éventuelle, et ses moyens d'exploitation, il suffit d'indiquer les modifications qu'ils présentent par rapport à ce qu'ils étaient à la fin de 1831.

La réputation médicale des bains de Dieppe peut être considérée comme au point où elle était à la fin de l'année dernière. Les moyens qui auraient pu l'accroître sont une plus grande publicité donnée à leurs bienfaits, une importance médicale mieux démontrée, et des succès plus nombreux. Or aucun de ces moyens n'a existé à un plus haut degré que les années précédentes. On pourrait m'en faire un reproche, puisque c'est du médecin de l'établissement que dépendent en partie les moyens d'ajouter à la valeur propre des bains de mer. Mais ne voulant point tenter des efforts incomplets, je me suis borné, cette année, à observer simplement les choses, à les laisser marcher d'elles-mêmes, afin de mieux concerter mes moyens pour l'avenir, s'il y a lieu. Je ne veux pourtant pas me défendre du peu que j'ai fait. Outre les articles que j'ai publiés dans la *Gazette médicale*, au commencement d'août, c'est moi qui ai fait insérer dans les feuilles politiques les petites notes sur Dieppe qui y ont paru. Mais ce n'était là qu'un essai de ce qu'on peut produire avec la publicité, et aussi un moyen de répondre aux personnes qui m'accusaient d'avoir détourné le public de l'usage des bains de mer. Quoiqu'un assez grand nombre de malades aient répondu à cet appel, et que des succès véritables aient couronné leurs espérances, on ne peut pas considérer les guérisons qu'ils ont obtenues comme susceptibles d'ajouter à la réputation des bains de Dieppe; car d'une part tous les bains de mer auraient produit le même résultat; et la maladie pour laquelle le plus grand nombre s'est rendu à Dieppe n'étant que passagère, je veux parler du choléra, l'efficacité des bains contre les suites de cette maladie, ne prouve rien pour les maladies qui pourraient par la suite y trouver un remède salutaire. La valeur propre des bains de mer est donc cette année ce qu'elle était à la fin de 1831.

Quant aux circonstances éventuelles qui ont pu

influer sur les produits de cette année, personne ne s'avisera de les trouver favorables. L'épidémie du choléra avait tenu le public éloigné de Dieppe pendant la première moitié de la saison; et, quoique les baigneurs de cette année aient été pris pour la plupart parmi des personnes qui ont été plus ou moins atteintes par l'influence épidémique, il n'en n'est pas moins réel que les produits resteront au-dessous de ceux de l'année moyenne et de l'année dernière. Il faut remarquer, en outre, que l'influence fâcheuse que le choléra-morbus a exercée sur la production de l'établissement des bains, ne se bornera pas aux produits de cette année; mais, en rompant les habitudes des personnes qui étaient venues précédemment à Dieppe, il est à craindre qu'elle ne les en ait détachées pour long-temps, et que ces personnes ne retournent les années suivantes aux eaux où elles auront été une première fois.

Je n'ai rien à dire des moyens d'exploitation : ils étaient absolument les mêmes cette année que les années précédentes; partant leur influence n'a pas dû changer.

En définitive l'état de la production pendant l'année 1832, et les produits que l'établissement aura effectués sont plutôt en décadence que stationnaires par rapport à ce qu'ils étaient à la fin de 1831. Je me hâte de passer au troisième chapitre, pour lequel je réclame de nouveau toute votre attention.

CHAPITRE III.

De la production possible de l'établissement des bains de Dieppe.

Quelle est la production possible de l'établissement des bains de Dieppe? La solution de cette question présente deux cas: ou bien l'établissement continuera à marcher sous l'influence du système qu'il a suivi jusqu'à présent, ou bien il sera placé sous des influences nouvelles : ces deux cas sont seuls possibles; il n'y en a pas un troisième : nous allons les examiner successivement.

Dans la supposition que l'établissement continue à être exploité avec le même système de moyens, on ne peut espérer que des résultats analogues à ceux qu'on a déjà obtenus, et ces résultats seront relatifs à l'état des causes productives d'où ils dérivent. Or quelles sont ces causes, et quelle est leur valeur actuelle? Ce sont, comme nous l'avons déjà dit, la valeur propre de l'établissement, les circonstances éventuelles, et l'administration qui le dirige. Mais je crois avoir démontré que l'établissement, considéré sous le rapport médical, avait beaucoup perdu de sa valeur. L'administration intérieure est la même, partant son influence est égale à ce qu'elle a été précédemment. Il ne resterait donc plus d'espérance que dans les circonstances éventuelles. Or ces circonstances, après une expérience de dix années, prouvent qu'en définitive les événemens favorables et les événemens contraires finissent par se balancer de manière à fournir une moyenne de produits égale à ceux d'une année où l'établissement a marché pour ainsi dire en dehors de toute influence extérieure, et par la seule force de sa valeur propre. En acceptant pour l'avenir ce résultat du passé, je crois faire une part large aux influences favorables; car où retrouver celles que Madame de Berri exerçait par sa présence? On peut craindre la pluie, des révolutions, et même des épidémies; mais il n'est peut-être pas aussi logique d'espérer des protections et des événemens aussi heureux pour les bains de Dieppe que la présence d'une princesse toute puissante, qui y avait pour ainsi dire fixé sa cour.

Ainsi, en portant toutes les valeurs productives à leur taux le plus élevé, l'établissement ne peut espérer que des produits annuels égaux à ceux qu'il a obtenus jusqu'ici, c'est-à-dire accroître son déficit dans des proportions supérieures au déficit des années précédentes; car les intérêts, qui, pendant plusieurs années, n'avaient été que relatifs au nombre des actions prises, s'élevaient, à la fin de 1831, à 19,350 f., c'est-à-dire à 5,000 fr. environ de plus que la somme des intérêts dus, année moyenne, pendant la période de dix ans.

Je vais plus loin. Je suppose même des circonstances extérieures aussi favorables que celles qui ont le mieux secondé jusqu'ici l'exploitation des bains de

Dieppe; en maintenant les deux autres causes de production ce qu'elles sont, ces circonstances ne pourraient, à coup sûr, produire de résultats plus heureux que la présence de madame la duchesse de Berri n'en a produits autrefois. Or les années où elle est venue à Dieppe sont grevées également d'un déficit que nous avons indiqué plus haut, déficit dans lequel nous n'avons même pas fait entrer la somme représentant le dépérissement de la propriété.

Mais en continuant à exploiter l'établissement des bains de mer comme il l'a été jusqu'ici, il arrivera nécessairement à sa ruine. Quelques personnes pensent qu'après un nouvel essai du système d'administration actuel, il serait temps encore de se décider à vendre l'établissement. Mais si l'on ne se décide à vendre ou à changer de système que quand le fonds de l'établissement sera à renouveler, trouvera-t-on facilement un acquéreur qui se charge d'une propriété où il faudra débuter par une mise de fonds considérable, outre le paiement du principal? Il faut songer, en outre, que si on n'a recours à la vente de la propriété que lorsqu'elle sera totalement désachalandée, il est fort à craindre que les résultats fâcheux d'une première expérience ne détournent d'en tenter une seconde; et alors on aurait perdu la valeur de l'établissement comme propriété, et anéanti une foule d'avantages qu'il offre à la ville de Dieppe.

Voyons maintenant le second cas, c'est-à-dire la production possible par la mise en œuvre d'un autre système d'exploitation.

Nous avons vu précédemment que, des trois causes de productions, la valeur propre des bains de mer, les circonstances éventuelles, et l'administration intérieure, l'une d'elle, les circonstances éventuelles, devait être regardée comme non avenue. Cette valeur productive dans son plus haut développement, dans son activité la plus féconde, a été incapable de produire des résultats même suffisans sans le concours de modifications dans les deux autres sources de produits. C'est donc dans la valeur foncière de l'établissement, dans sa réputation médicale, et dans son mode d'exploitation, qu'il faut chercher les élémens d'une production nouvelle. Je vais considérer ces deux points tour à tour.

On n'a rien fait ou presque rien, vous ai-je dit, pour accroître la réputation médicale des bains de mer. Or que faut-il faire pour atteindre ce résultat? Premièrement répandre la connaissance de l'emploi de l'eau de mer parmi les médecins, leur indiquer les cas où l'expérience a prononcé en faveur de cet agent thérapeutique. Pour cela il faut que le médecin soit à même d'étudier les faits, de les observer dans toutes leurs variations, leurs modifications; car pour indiquer les circonstances où l'eau de mer est favorable, il faut les avoir constatées, et celles-ci seront d'autant plus nombreuses que l'expérience aura été plus précise. Ainsi les bains de mer n'agissent pas d'une manière absolue. Leurs résultats sont différens suivant qu'ils sont courts ou prolongés, rares ou repétés, à la lame ou dans la baignoire, en douches ou en affusions, chauds ou froids, enfin suivant chacun de ces modes particuliers d'administration, ou suivant qu'on les combine entre eux, ou avec l'eau de mer prise à l'intérieur. D'où il résulte que l'eau de mer mal administrée peut être nuisible dans un cas où, convenablement prise, elle aura les plus grands avantages. C'est ainsi que le médecin puisera dans une expérience de tous les instans de nouveaux moyens de multiplier les cas où les bains de mer sont efficaces. Voilà pour l'instruction des médecins. Lorsque ceux-ci sauront que tels cas sont convenablement soumis à telles modifications de l'eau ou des bains de mer, et surtout lorsqu'ils sauront que c'est à Dieppe que cette pratique rigoureuse s'exerce, c'est là qu'ils enverront leurs malades.

Quant aux malades, ils puiseront eux-mêmes de nouveaux élémens de confiance dans les faits destinés à former celle des médecins. En effet, plus les cas de guérison sont nombreux, plus le public s'habitue à reconnaître dans les bains de mer le remède qu'il court chercher indistinctement à toutes les eaux minérales; d'ailleurs ce qui donne de l'importance et de l'autorité à un remède, ce n'est pas seulement la guérison qu'il procure, mais la manière dont il guérit. Le remède est comme le médecin : l'un et l'autre ont besoin d'un peu d'apprêt pour rehausser le prix de leurs services; et la réputation du remède dépend autant des formes accessoires qui président à son emploi, que de sa vertu propre; comme la réputation du médecin repose autant sur l'art qu'il met à administrer sa science que sur sa science elle-même.

Ainsi le malade centuplerait sa confiance par la pratique d'une foule de précautions qui au fond sont indispensables au véritable succès de l'application du bain de mer.

Mais si l'importance de l'intervention constante du médecin est telle, comment la rendre praticable si le médecin n'exerce pas une autorité absolue sur les malades? Il ne faut pas qu'à côté de celui qui se trouve obligé à suivre telle prescription, un autre s'affranchisse de tout conseil et de tout guide. L'exemple de l'insubordination déliera les soumissions les plus scrupuleuses. Il faut, si l'on veut faire des bains de mer un remède efficace et réputé, que tout le monde n'en use point à sa guise, et par conséquent de manière à le compromettre, ni comme d'un agent indifférent et par conséquent de manière à détruire une partie de la confiance qu'il doit inspirer. Une fois la réputation des eaux de mer établie sur ce pied, on n'aura plus à craindre de voir l'établissement suivre pour ainsi dire le cours des événemens, hausser et baisser dans ses produits selon qu'il plaira à tel ou tel grand personnage de s'y montrer. Les saisons des bains ne seront plus limitées à quelques beaux jours de l'été, mais elles dureront autant que l'art et l'expérience l'indiqueront, c'est-à-dire depuis le moment du printemps où la température de l'eau le permettra, jusqu'aux premiers froids de l'hiver.

Mais tout cela est-il possible dans le système d'administration actuelle des bains de Dieppe? Je n'hésite pas à répondre immédiatement que non. Or, en disant que l'administration actuelle est dans l'impossibilité de concourir efficacement à ce résultat, je suis loin de lui en faire un reproche: car ce qui est impossible n'est nullement soumis à la volonté, et partant ne peut pas être l'objet d'un blâme. Quelques développemens achèveront de faire connaître ma pensée.

Ma thèse la voici : une administration de la nature de celle qui dirige l'exploitation des bains de Dieppe ne peut laisser prendre à l'autorité médicale tout le développement dont elle a besoin, et, dans l'hypothèse d'une abnégation complète de son autorité, ne peut pas seconder suffisamment les efforts du médecin.

Je n'ai pas besoin, pour démontrer la première de ces deux propositions, de m'appuyer sur des considérations morales, de dire, par exemple, qu'une administration capable et éclairée se dépossède difficilement de l'influence qui lui est déléguée; qu'elle ne se décide jamais à adopter aveuglément une marche et un système qui n'auront été ni dans sa prévoyance ni dans sa volonté ; mais je dirai tout simplement, parce que c'est un fait qui n'est pas contestable, que l'administration ne peut donner son consentement absolu à une foule de modifications plus ou moins coûteuses d'abord, dont les bénéfices ne sont pas réalisables le même jour, et dont, au premier aspect, les conséquences peuvent paraître préjudiciables à l'établissement. J'en vais donner deux exemples.

S'il fallait soumettre le public à un réglement qui enjoignît à tous les malades de ne prendre des bains que sous l'inspection immédiate et d'après les instructions du médecin des bains, nul doute que cette innovation, venant rompre des habitudes prises depuis long-temps, ne trouverait quelques opposans. Ceux-ci, sachant qu'il y a une autre autorité que celle du médecin, réclameraient auprès de son tribunal, et la crainte du mécontentement général et par suite d'un manque de bénéfice ferait oublier à l'administration les résultats avantageux qu'eût produit une décision de ce genre sans appel. Voici un exemple d'une autre nature.

Je suppose que, pour établir un système de douches tel que je le conçois, je demande à l'administration de faire une dépense de 3 à 4,000 fr.; comment, si elle ne comprend pas directement l'utilité de cette dépense, consentira-t-elle à l'effectuer? Les exemples de cette nature sont trop nombreux pour que j'aie besoin de vous en indiquer d'autres. D'ailleurs celui qui conçoit un système d'exploitation, dont les principaux moyens sont suggérés par la science, est-il capable d'improviser dans l'esprit des personnes étrangères à cette science les convictions qui sont si fondées dans le sien?

J'ai dit en second lieu qu'une administration de la nature de celle qui dirige actuellement l'exploitation des bains, dans l'hypothèse d'un abandon de son autorité, ne peut seconder suffisamment les efforts du médecin. Pour peu en effet que j'indique les conditions que je crois indispensables au succès de l'entreprise, vous verrez l'impossibilité où chacun de vous sera de les remplir.

Que faut-il indépendamment des efforts nécessaires pour accroître la réputation et l'autorité des bains de Dieppe? y amener d'abord le public, et une fois qu'il y est venu, l'y fixer pour les années suivantes. Si l'établissement de Dieppe était le seul où l'on pût prendre des bains et des eaux de mer, il suffirait presque de prouver leur efficacité ; mais il y a d'autres établissemens, Boulogne, et une foule d'autres encore qui prennent chaque jour plus d'importance. Il est donc indispensable de combattre les effets de la concurrence. Pour cela il faut mériter la préférence par tous les moyens possibles, et faire savoir aux malades qu'on la mérite. Cette préférence ne sera légitime qu'autant qu'on offrira à Dieppe plus d'avantages qu'on n'en rencontre ailleurs. Or quel est celui d'entre vous qui, ne remplissant qu'un poste honorifique, abandonnera ses affaires, pour courir visiter les établissemens rivaux, emprunter à celui-ci sa bonne discipline, à celui-là ses pratiques utiles, à un autre sa bonne économie? Car on n'imagine pas du premier coup les perfectionnemens que l'expérience seule suggère. Une fois l'établissement monté sur le meilleur pied, comment ferez-vous pour hâter la justice que l'expérience fait rendre toujours d'une manière plus ou moins tardive? Les médecins et les journaux seuls peuvent aider puissamment à ce résultat; mais pas plus les uns que les autres ne seconderont votre entreprise dans la vûe seule d'être utile à ce qui est utile. Il faut établir des rapports personnels avec les médecins les plus influens de la capitale et avec les gens de lettres, rapports très-difficiles mais pourtant indispensables : car il y a 50 établissemens thermaux qui se partagent chaque année le public des bains, et les médecins et les journaux possèdent seuls le secret de faire donner la préférence à tel ou tel établissement, qui doit d'ailleurs la mériter.

Une fois le public à Dieppe, il n'est pas moins important de l'y maintenir le plus long-temps possible; en effet, de sa présence dépend la multiplication des produits. S'il n'y venait passer qu'un mois ou six semaines comme au temps de la première prospérité des bains, les résultats seraient aussi insuffisans qu'alors. Il faut donc tripler, s'il est possible, l'étendue de la saison. Ce but doit être atteint principalement sans doute par le médecin, qui cherchera à répandre l'habitude de faire prendre les bains de mer indistinctement depuis juin jusqu'à la fin d'octobre. Mais le public des eaux qui veut s'amuser en même temps qu'il se guérit, parce qu'il en a pris la coutume, ne se fixera à Dieppe qu'autant qu'il y trouvera des occasions de se distraire pendant tout le cours de la saison. Ici se représentent les mêmes difficultés. L'expérience n'a que trop montré la stérilité des efforts qu'on a faits pour créer des distractions et des plaisirs à l'usage des baigneurs. Le salon, qui, par une exploitation convenablement entendue, serait une nouvelle source de produits, n'a jamais pu réunir le public que les jours de bal. Pourquoi cela? parce qu'on n'avait d'une part aucune espèce de distraction à lui offrir qu'il ne pût se procurer de lui-même, et parce qu'il n'existait point entre les baigneurs des relations assez intimes, qui leur donnassent le désir de se réunir entre eux. Quant aux distractions, on est loin de les avoir épuisées : on s'est tout-à-fait livré à cet égard aux chances du hasard. Mais combien n'en multiplieraiton pas les occasions par des rapports avec les gens de lettres, les artistes et les baigneurs eux-mêmes? Indépendamment des grands artistes, qu'on pourrait attirer à Dieppe, avec le soin de faire succéder les uns aux autres des genres variés et opposés, il serait facile d'improviser chaque jour des réunions littéraires, des concerts et des soirées dansantes, et cela d'une manière spontanée, afin de donner aux absens le regret d'avoir manqué à une soirée récréative, et de faire naître chez tous l'habitude de la fréquentation du salon, dans la crainte de laisser échapper une distraction ou un plaisir. Mais pour mettre en mouvement ces divers élémens de variété, il convient que les personnes préposées à l'établissement les aient à leur disposition; et comment y parvenir sinon par des rapports établis dès long-temps avec les artistes, les gens de lettres et les baigneurs eux-mêmes? Ces rapports ne s'obtiennent que par la fréquentation de la société de Paris; et quant à nouer des relations familières entre les baigneurs, le médecin seul en possède les moyens, s'il exerce une assez grande influence sur chaque malade en particulier.

On le voit, les conditions qu'il faudrait réunir pour assurer la prospérité de l'établissement de Dieppe ne naissent pas d'elles-mêmes. Or, une administration comme celle qui existe, n'étant qu'un conseil de surveillance, dépourvu par sa nature d activité industrielle, est dans l'impossibilité absolue de faire naître ces conditions. Il lui sera impossible, par la même raison, d'ajouter aux moyens de production actuellement existans. Les empêchemens qui s'opposent à ce que chaque membre de l'administration actuelle s'occupe activement de la direction de l'établissement sont incontestables. Chacun a ses affaires particulières d'intérêt et de famille qui ne lui permettent pas de donner ni son temps ni ses soins à la recherche des moyens qui pourraient accroître la prospérité d'un établissement dans l'administration duquel, avons-nous déjà dit, il n'a qu'un titre purement honorifique, et où il n'exerce, en définitive, qu'une prépondérance partielle. Ces observations, qui pourraient être développées, parlent assez d'elles-mêmes, et il n'est personne qui à leur simple énoncé n'en sente toute la portée.

Des diverses considérations auxquelles je me suis livré dans le cours de ce travail, je conclus donc :

1° Que la production de l'établissement des bains de Dieppe, pendant les dix années qui viennent de s'écouler, a constamment été en déficit;

2° Que le système d'exploitation que l'on a appliqué à l'établissement des bains de Dieppe, considéré en lui-même, est encore moins susceptible de produire à l'avenir qu'il ne l'a fait jusqu'ici;

3° Qu'en conservant le système d'exploitation suivi jusqu'alors, on conduira nécessairement l'établissement des bains à sa ruine

4° Qu'il y a, par conséquent, urgence absolue de modifier le système d'exploitation dans ses moyens producteurs principaux, qui sont la valeur propre de l'établissement, et son mode d'administration.

Après avoir montré toutes les difficultés qu'il y aurait à vaincre pour amener l'établissement de

Dieppe à une prospérité durable, il y a peut-être de la témérité de ma part à me proposer comme capable d'atteindre un pareil résultat. Mais il est des positions qui valent autant que le mérite, et je crois me trouver dans une de ces positions. Placé à la tête d'une entreprise qui m'a mis en rapport avec tous les médecins de Paris et une grande partie des médecins de la France, ayant d'ailleurs par la nature de mes travaux des contacts fréquens avec les savans et les gens de lettres de la capitale, je puis tirer de ces trois rapports de puissantes ressources de publicité qu'il me sera facile d'accroître directement par la *Gazette médicale* dont je suis le seul propriétaire et directeur. Toutes ces circonstances sont peut-être capables d'offrir des garanties morales du succès que je me propose d'atteindre. Quant aux garanties pécuniaires, elles sont renfermées dans les propositions que j'ai l'honneur de vous soumettre.

1° J'offre de prendre en location l'établissement des bains de Dieppe avec toutes ses dépendances, et tous les moyens d'exploitation.

2° J'offre de payer chaque année une somme de 10,000 fr., qui est le produit environ de l'année moyenne pendant les 10 années qui viennent de s'écouler.

3° Je me charge de faire toutes les dépenses d'entretien et réparations ordinaires, comme de satisfaire à toutes les charges de l'établissement.

4° Lorsque l'établissement exigera une réparation foncière, je consens à subir une augmentation dans le prix de la location, de la moitié des intérêts à 5 % des déboursés qu'auront coûtés les reconstructions.

5° Le bail sera fait pour trente ans.

Je me dispense d'énoncer ici les conditions accessoires; celles qui précèdent suffiront, je pense, pour vous permettre de prendre une résolution.

Je n'ai pas besoin de faire ressortir les avantages que présente ma proposition, pour l'établissement. Votre but principal c'est d'en assurer le maintien d'abord, et ensuite le succès. En m'en cédant la jouissance aux conditions que je viens d'avoir l'honneur de vous proposer, vous me mettrez en mesure de travailler à sa prospérité, et vous lui assurerez un avenir qu'il n'aurait pas si vous ne songiez pas dès aujourd'hui à vous garantir les moyens d'en renouveler la propriété. Or l'augmentation que j'offre de subir dans le prix de la location annuelle vous en présente une partie, et l'autre se trouvera dans l'accroissement en valeur que l'établissement aura acquise à la fin du bail. D'ailleurs ce n'est pas tant comme spéculation particulière que vous devez désirer la prospérité des bains de Dieppe, que comme un puissant moyen de servir les intérêts de la ville, d'agrandir ses communications, d'accroître ses ressources, et enfin son importance. Il est inutile d'insister sur ces considérations. Chacun de vous en sent toute la portée, et je suis sûr qu'elles seront d'un haut poids dans les résolutions que vous prendrez à l'égard de mes offres.

EVERAT, Imprimeur, rue du Cadran, n. 16.

www.ingramcontent.com/pod-product-compliance
Lightning Source LLC
LaVergne TN
LVHW012007160826
845678LV00002B/704

* 9 7 8 2 3 2 9 6 6 9 1 8 2 *